Ama Fleud-Floyd

Teoria Geral da Relatividade da Psique

***

Livro 6

***

Doutrina da Psicologia

***

***

Doutrina
da
idade de ouro da Humanidade

***

Para Deus, meus pais e o mundo

***

Para Meus Amados Pais -

Eles me mostraram o Padrão eterno da Humanidade.

***

***

„E o maior deles é o Amor"

***

***

***

***

Aqui começa como a última de todas as ciências, a ciência da psique.

***

***

Prefácio

***

***

A verdadeira ciência começa com uma definição do objeto de seus estudos. A pseudociência dá uma história, mais ou menos interessante, mas sem definição.

Existem milhões de livros e obras que tratam da psique e seus distúrbios. Você já encontrou em algum deles uma definição de psique? Uma definição válida em todo o mundo?

O resto é silêncio?

Decida, depois de ler todos os livros desta obra.

***

***

Definição

A Psiquê é um processo de troca simbólica atual entre o sujeito da psique e seu ambiente atual (definição subjetiva).

A Psiquê é um processo de troca simbólica atual entre dois sujeitos do psiquismo (definição objetiva).

***

***

***

1

Em meu trabalho, explico essa definição. Minha definição de psique a define como um fenômeno dinâmico. Não estático como a psique foi entendida e descrita até agora.

2

Em outras palavras, todas as descrições estáticas da psique são apenas metáforas. Isso significa que na realidade toda a linguagem da psicologia até agora, começando com as obras de Freud e milhões de livros de outros autores, deve ser vista como uma espécie de poesia e não, é claro, como um escrito científico! No entanto, foi entendido até agora literalmente! E dessa forma uma falsa ciência enganou a civilização e milhões de sofredores.

3 -

Enquanto isso, é um absurdo que uma declaração tão óbvia para todos soe como uma grande descoberta de que a psique não é um objeto observável. Afinal, ninguém nunca viu isso! Portanto, não podemos observá-lo, nem descrevê-lo como um objeto.

4

Este absurdo é mais absurdo do que a situação antes de Copérnico em relação à óbvia observação comum de que o Sol se movia no céu. Todo mundo podia ver com seus próprios olhos. E ainda Copérnico foi o único a questionar essa observação comum.

5

Na verdade, foi a declaração de Copérnico o que foi absurdo! De certa forma, sendo contraditória ao fato observável, a declaração de Copérnico foi de forma justificada rejeitada pela ciência da época. A ciência diante Dele tinha uma prova observável do que mudou e do que não mudou. Ainda assim, a prova final poderia chegar apenas àqueles de nós que pudessem ver a Terra do espaço cósmico. Isso significa que a observação, sendo a base de toda ciência, não é, porém, suficiente para ser decisiva. O ponto de vista da observação é decisivo.

II

1

A superfície da Terra era um ponto de vista errado para decidir se o Sol se movia ao redor da Terra ou era o contrário. Mas até o século XX era o único ponto de vista acessível, então até as viagens cósmicas a observação de que o Sol se move ao redor da Terra era totalmente justificável.

2

Com meu trabalho, quero mostrar que, no caso da psique, também é a questão do ponto de vista.

3 -

Até agora, a psicologia foi fundada no ponto de vista estático da psique. A psique foi descrita por Freud, o fundador da psicologia do século XX, como um objeto estático. Foi dividido por ele de uma forma tipicamente estática em porções, como: „ego", „superego", „id", „consciência", „subconsciente". Era uma espécie de mundo mágico com suas enigmáticas estruturas estáticas, um mundo de objetos totalmente estranhos ao cotidiano das pessoas. E daí a necessidade de um tradutor que se supõe que seja um psicoterapeuta. O cliente presume que o psicoterapeuta conhece o mundo enigmático da psique e será capaz de descrevê-lo em uma linguagem compreendida por todos.

4 -

Essa abordagem se assemelha muito à maneira como os grupos espirituais funcionam. Tanto no caso da psicologia de até agora quanto no caso dos grupos espirituais, há um grupo de pessoas que "conhece" o conhecimento "sagrado" sobre respectivamente a psique e o mundo espiritual e há o resto das pessoas que sabem nada ou saiba apenas tanto quanto aqueles que "sabem" lhes dirão. Dois mundos: sacro (o mundo onde só tem acesso quem sabe) e profano (clientes de quem sabe).

5

Na verdade, o que é esse conhecimento "sagrado" da psicologia de até agora?

É uma história inventada e o tempo todo reinventada sobre o sacro - um mundo enigmático da psique, onde nada é certo, tudo é possível, e o papel mais importante é desempenhado por aqueles que "sabem" contar a um cliente uma história sobre a psique.

Os maiores contadores de histórias da psicologia de até então, como Freud, eram aqueles cujas histórias eram as mais originais e ... estranhas. Por que estranho? Porque o „sacro" não pode ser tão banal quanto o „profanum", se eles estiverem claramente separados um do outro. Sem esta separação, não haveria necessidade de quem „sabe". Isso explica por que a "psicologia" de até agora não veio até agora para se tornar uma ciência.

2

A ciência é uma destruidora do sacro, porque a ciência descobre as leis para entender o mundo. E o mundo governado pelas leis não é mais enigmático. Desse modo, o sacro torna-se profano. Em conseqüência, aqueles que "sabem" são supérfluos. Conhecer as leis da Natureza e usar o raciocínio lógico é o suficiente para avançar no mundo profano. Todos podem fazer isso.

3 -

É por isso que aqueles que "sabem" na "psicologia" de até agora são os últimos a tentar estabelecer e popularizar quaisquer leis que governem a psique (se acontecerem de descobri-las). Um dia, quando a psique se tornar a ciência, será o seu último dia. Eles vão combater antes, no entanto, qualquer tentativa real de fazer a psicologia se tornar a ciência.

4 -

Quando se trata da psique, todos, por experiência própria, aceitam o fato de que ela existe. A questão é que ninguém jamais poderia vê-lo com os olhos como um objeto observável. No entanto, todos aceitam suas descrições metafóricas como se fossem de um objeto observável. Por quê?

5

Porque até agora as pessoas não tiveram escolha! O mesmo que até Copérnico. Não havia alternativa. As pessoas acreditam no que os autores escrevem. Você tem em mãos a alternativa para a descrição da psique de até agora.

IV

1

Então, o que podemos dizer sobre a psique? Cientificamente falando, só isso pode ser observado. Claro, como mostra o exemplo de Copérnico, a observação em si não é uma garantia de que o que vemos é o que vemos. Mas, no caso da psique, é exatamente o oposto do caso de Copérnico. Porque a observação de até agora não vê nada!

2

Até as viagens cósmicas, o procedimento científico baseado na observação, condição sine qua non da verdadeira ciência, não podia aceitar os cálculos de Copérnico. Mesmo se falando matematicamente, eles pareciam corretos e plausíveis. Em outras palavras, Copérnico, 400 anos antes da observação feita do ponto de vista do espaço cósmico, deu argumentos matemáticos de que a observação feita do ponto de vista da superfície terrestre estava errada.

3 -

Meu papel na história da exploração da psique é o reverso do papel desempenhado por Copérnico na exploração do cosmos.

4 -

A saber, Copérnico com argumentos matemáticos provou que a descrição da observação do movimento do Sol no céu era apenas um disfarce da verdade. E o erro dessa falsa observação consistiu em um ponto de vista errado da observação do movimento do Sol.

5

Eu, por sua vez, com minhas lógicas, biologia, física, química e argumentos evolutivos tento provar que a descrição da psique em vigor sem observação é também apenas um disfarce da verdade. Um disfarce que é o mesmo inventado como era antes de Copérnico.

Porém, uma coisa salta aos olhos. As pessoas de 2.000, 1.000 e 400 anos atrás pareciam pensar melhor do que as pessoas de hoje! Por quê?

Esses povos antigos, mesmo que errados em sua descrição do movimento do Sol, são desculpados pelo argumento da observação a seu favor.

As pessoas do século XX, por sua vez, acreditam em uma descrição do psiquismo baseada no argumento da não observação ...

2

Meu papel nesse ponto de inflexão da exploração da psique é interromper a era das descrições da psique baseadas na não observação. Para tornar essa observação possível, tive que buscar uma possibilidade de observar o psiquismo. E essa possibilidade poderia ser encontrada, mas não onde milhões e milhões de pessoas não a encontraram antes de mim. Não poderia ser encontrado na dimensão estática da realidade.

3 -

Minha descoberta copernicana foi mudar meu ponto de vista da observação da psique da dimensão estática da realidade para a dinâmica. E esse ato fez toda a diferença. Eu pude finalmente observar e definir o que é a psique. Definição da psique em mãos, eu poderia começar a ciência da psique.

4 -

E o que se observa é um fenômeno dinâmico. O processo dinâmico!

Este processo dinâmico eu chamo em minha definição de psique - a troca simbólica atual! Isso significa que não é possível falar sobre a psique de uma pessoa. Isso não existe. O que existe é apenas a psique como uma troca simbólica atual momentânea. Isso significa que a psique de uma pessoa é uma sequência de trocas simbólicas momentâneas infinitamente pequenas, da mesma forma que a luz é a sequência de fótons infinitamente pequenos de luz.

Por isso o psiquismo como processo pode ser perturbado, mas, claro, não pode estar doente (!) E por este motivo (não o único) o título deste trabalho é:

„Teoria da Relatividade Geral da Psique".

5

(Obviamente, você ainda encontrará nesta obra expressões que lembram a era das descrições da psique estática (dois pólos, espaço interpolar, ...).

Não poderia, porém, começar a escrever sobre o psiquismo usando uma linguagem que não é compreendida por você, meu caro leitor, já desde as primeiras páginas. Por uma razão muito simples: ninguém antes de mim escreveu sobre a psique como um fenômeno dinâmico, como a luz ou o tempo.

Você pode estar se perguntando por que sou o único a tratar a psique como um fenômeno e não como um objeto. A resposta é fácil. Porque eu nunca vi a psique e nunca ouvi dizer que alguém viu. Ainda assim, existe! A conclusão é uma: é um fenômeno dinâmico.)

Doutrina

1

Em um sistema em que um professor é um "especialista" na educação de crianças e os pais são apenas os clientes passivos, os pais entendem a situação da criança da forma como ela é diagnosticada por um professor ou educador escolar. Isso significa apenas um, a criança é considerada por todos como estúpida. Isso é o melhor.

2

Um professor zeloso demais ou um conselheiro escolar ou um pai ainda pedirá a opinião de um psicólogo infantil e agora a criança será sem dúvida diagnosticada como tendo um problema escolar. Depois, basta um pequeno passo para a criança, como uma briga na escola ou coisa parecida, ser encaminhada para a observação psiquiátrica. E aqui a criança vai ouvir uma sentença de prisão perpétua porque certamente será feito um diagnóstico psiquiátrico.

3 -

E esse diagnóstico acompanha uma pessoa por toda a vida. Não conheço nenhum caso em que um paciente tenha chegado à psiquiatria sem diagnóstico e saído sem diagnóstico da chamada "doença mental" e, no caso de crianças, do transtorno do desenvolvimento mental.

4 -

E é claro que essa desordem é certa agora! Milhões dessas crianças passam pelo período de escolaridade obrigatória e passam por uma tortura mental incrível.

No início, eles são proibidos de desenvolver livremente um reflexo lúdico saudável, depois estão sujeitos ao mobing "educacional" ou de pares quando educadores e psicólogos os rotulam como deficientes psicológicos ou menos inteligentes e, finalmente, eles muitas vezes chegam ao inferno de hospitais de psiquiatria infantil.

5

A maioria dessas crianças ficará para sempre na psiquiatria. Eles só irão para a psiquiatria adulta após os 18 anos de idade.

A maioria deles nunca terá uma profissão ou uma família.

A maioria deles viverá de uma pensão social.

Alguns, especialmente aqueles privados de relações familiares próximas, porque esses se rompem mais cedo ou mais tarde, se voltarão para o submundo da patologia social.

Esses são os frutos do sistema de ensino público em todo o mundo.

II
1

Mas não é tudo. Até as crianças se adaptaram a esse sistema porque silenciaram seu impulso lúdico, pois perceberam que, para sobreviver nessa relação desigual com os adultos, devem aprender a fingir e a mentir. Tanto quanto para não irritar os adultos - os professores, os educadores, os pais. Para não provocar sua agressão ...

2

Isso não nos lembra de algo?

3 -

Sim, muitos dos leitores atentos desta obra poderiam ter notado que tais palavras, palavras sobre indivíduos jovens ajustando seu comportamento aos rigores de adultos sérios, que tais palavras diziam respeito aos indivíduos animais.

4 -

Sim Sim. Eu escrevi antes que a espécie humana é diferente da espécie animal porque a primeira obteve sua vantagem sobre todo o reino dos animais desenvolvendo a cultura de uma brincadeira, a cultura que durou livremente pelos primeiros milhões de anos de vida humana em Terra. E foi graças a esta cultura que a espécie humana pôde entrar na dimensão simbólica da existência e criar sua civilização de pensamentos e conceitos simbólicos, inacreditáveis em termos de Universo. Isso é o que escrevi algumas páginas atrás. Eu estava errado?

5

  Eu gostaria que fosse um erro. Mas não é assim. E o leitor provavelmente já está adivinhando o que aconteceu com a humanidade nos últimos milênios de sua história. O que aconteceu para que a espécie humana não tenha seguido o caminho que garantiu esse sucesso cósmico fenomenal na forma de realidade simbólica?

III

1

Será uma conclusão tão terrível para muitas pessoas que poderão pagar por isso com uma crise de nervos. Esta Doutrina da Psicologia, entretanto, não foi criada para confortar corações, mas é uma tentativa de estudar e descrever imparcialmente a psique humana, então todas as conclusões devem ser tiradas.

2

Bem, não é realmente ansiedade. Bem, não é realmente um cérebro altamente desenvolvido. Bem, na verdade, essas nem mesmo são ondas cerebrais deliberadas. Tudo isso não seria suficiente para criar uma dimensão simbólica única na escala do Universo. Uma dimensão que somente humanos podem acessar. Ninguém mais.

3 -

  Para que essa dimensão surja, à parte da ansiedade, à parte de um cérebro altamente desenvolvido, e à parte das ondas cerebrais intencionais, como uma cereja no bolo, uma ninharia trivial - mas absolutamente necessária, o homem teve que se tornar uma espécie com uma estratégia funcional lúdica! Porque somente tal estratégia permitiu ao homem não apenas desenvolver a fala, mas o que deve soar de forma particularmente forte na Doutrina da Psicologia, tal estratégia lúdica é uma estratégia anti-ansiedade maravilhosa !!!

4 -

Isso é o mais importante na estratégia de diversão! Que acabou por ser o mais eficaz entre todos aqueles que o homem primitivo testou, o mais eficaz contra a energia do pólo de ansiedade que o assediava, mas também o mais benéfico para estabilizar o pólo emocional da psique!

5

Assim, os macacos pré-humanos já fizeram essa descoberta fenomenal de que devem brincar muito mais do que seus primos animais. No último, aqueles seres psicologicamente unipolares brincam apenas quando o pólo emocional irradia uma energia positiva, uma alegria e uma satisfação. Quando essa energia positiva está faltando, não há diversão.

IV

1

  Os macacos pré-humanos bipolares não conseguem parar de brincar apenas porque perderam a alegria e a satisfação que os teriam motivado. Por quê? Porque os macacos pré-humanos são constantemente, fora da hora do sono, estimulados pela energia negativa do pólo da ansiedade! E esses macacos perceberam muito rapidamente, já na infância, que nada distraia mais a atenção da ansiedade do que a diversão! Portanto, eles nunca terão o suficiente da diversão. É seu poderoso tranquilizante.

2

Sempre houve uma disputa entre os filósofos sobre o que impulsionou e impulsionou o progresso humano. A luta pelo autoaperfeiçoamento ou melhor, a fuga da dor?

3 -

O leitor provavelmente adivinhará a qual dos filósofos eu pertenço quando se trata de minha opinião sobre o assunto. Bem, como evolucionista procuro olhar o mundo, inclusive o homem, pelos olhos da Natureza. E esta observação é minha única fonte de conhecimento.

4 -

O homem é um elemento inerente à Natureza, ao reino animal. E neste reino, nenhum animal, nenhum homem faz nada que não tenha que fazer.

No entanto, a questão da necessidade? Sim, a necessidade é a força motriz por trás de todas as mudanças. Muitas dessas mudanças são mudanças para melhor. É assim que um progresso e um desenvolvimento são feitos.

Os primatas humanos não buscaram oportunidades de desenvolvimento. Como todos os macacos, como todos os animais, eles buscavam apenas a sobrevivência. E se esforçando para aumentar as chances de sobrevivência, eles repetiam aquelas atividades que aumentavam as chances de sobrevivência.

V

1

  A ansiedade não era originalmente uma mutação benéfica para aumentar a chance de sobrevivência. Totalmente oposto !!! O medo na forma de ansiedade reduziu dramaticamente as chances de sobrevivência das pessoas afetadas por ele.

2

Talvez, nunca saberemos, a Terra testemunhou um período em que esses macacos pré-humanos estavam em perigo de extinção. A ansiedade quase poderia tê-los eliminado.

Quem sabe, se nossa vida, a história da maravilhosa civilização humana, nosso orgulho de sermos os reis da Criação, nosso orgulho que nos coloca quase em um pedestal divino, não devemos a um, ainda peludo, ainda usando as mãos para andar mas já um macaco bipolar que, nesta última manada de assustados e famintos primatas humanos, escondidos dos predadores na rocha mais alta, de repente mexeu o rabo coquete, fisgando seu vizinho triste e começando a se divertir juntos?

3 -

Vendo essa alegria, outros a seguiram. E em alguma loucura pelos condenados, o rebanho começou a brincar, coaxar e pular. Para a felicidade. Ninguém estava com medo. Pelo contrário, todos ficaram felizes e destemidos ao mesmo tempo! A alegria e a coragem ajudaram-nos a descer a rocha. E não foi tão ruim quanto eles temiam. E, surpreendentemente, nenhum predador estava à espreita. Os macacos rapidamente encontraram um pouco de comida e voltaram para a pedra alta para descansar e, a partir de agora, se divertir sempre e em qualquer lugar.

4 -

Nenhum animal esquece uma estratégia de salvamento. E quando a sensação de perigo, e isso é realmente o que é ansiedade, não vai embora nem por um momento? É óbvio que em tal situação eles se tornam inseparáveis: uma sensação de perigo e uma forma eficaz de se acalmar, em duas palavras: ansiedade e diversão!

5

É por isso que a espécie humana se tornou, como nenhuma outra espécie, a de uma peça. Porque não havia outra maneira mais eficaz de lidar com a ansiedade. Pelo menos no começo! A diversão se tornou um reflexo!

VI

1

  Nesse caso, a base da civilização humana é a ansiedade e a diversão!

Mas não foi a ansiedade que contribuiu para a explosão da nossa espécie, foi a diversão!

2

Em primeiro lugar, a diversão e a brincadeira aproximaram os indivíduos, inclusive machos e fêmeas, que, como em nenhuma outra espécie animal, o estro e os períodos de acasalamento caíram.

Por que acasalar uma vez por ano quando esses macacos pré-humanos se acasalavam e se divertiam todos os dias? Pode parecer drástico ou talvez engraçado, mas esse aspecto da constante temporada de acasalamento pode ter contribuído para a incrível explosão demográfica. Se podemos dizer isso sobre os macacos pré-humanos.

3 -

Acredito que por muitos milhões de anos o eixo do desenvolvimento humano tanto individual quanto sociologicamente foi uma peça.

4 -

Divertir-se ajudou a comunicar-se, a reproduzir-se e a aprender novas habilidades. Na verdade, isso pode ter facilitado a organização dos primeiros grupos tribais e, em seguida, dos sistemas sociológicos cada vez mais bem coordenados. É mais fácil para os indivíduos "se darem bem" uns com os outros quando se divertem juntos e, portanto, felizes e positivos uns com os outros, em comparação com indivíduos isolados.

5

  Algumas pessoas que afirmam ser os reencenadores daquele período pré-histórico da civilização humana tentam impor uma imagem completamente diferente da evolução da psique humana. A saber, que na pré-história de nossa espécie havia ainda mais crueldade entre essas criaturas pré-humanas do que no mundo selvagem circundante de animais predadores.

VII

1

Minha arqueologia psicológica não confirma isso. O instinto lúdico desde o próprio nascimento é um testemunho daqueles tempos antigos e um testemunho de que a espécie humana já em seu alvorecer, na fase de macacos pré-humanos, paradoxalmente, para sobreviver, tinha que ser um alegre e gênero divertido a todo custo.

2

Foi assim por muito tempo. Em termos evolutivos quase até o presente. Só recentemente, apenas algumas dezenas de milhares de anos atrás, nossa espécie de repente deixou o caminho da estratégia de jogo seguida pelo homem em toda a história evolutiva. Qual foi o motivo disso?

3 -

Qual pode ser o motivo de deixarmos o caminho que nos deu um sucesso tão fenomenal no mundo da Natureza?

A resposta surpreenderá algumas pessoas, enquanto outras a acharão uma explicação lógica para a condição humana atual.

4 -

Bem, várias dezenas de milhares de anos atrás, o homem deixou o melhor e mais adequado caminho de uma estratégia de jogo porque já havia alcançado o nível de desenvolvimento em que se sentia forte o suficiente para se dar um status superior ao de um alegre por estar se divertindo até agora. O simples dia a dia e a diversão já não bastavam para ele.

5

É difícil ter certeza absoluta do que poderia ter causado uma mudança tão radical na compreensão de si mesmo. Parece, no entanto, que um capital, talvez até um papel decisivo no surgimento dessa direção desastrosa no longo prazo poderia ter sido desempenhado pela ... escola!

1

   Sim Sim. Foi lá, na escola, que o homem começou a minar descuidadamente as raízes da humanidade. A escola acabou com o brincar livre da infância e da adolescência. E já sabemos com certeza que somente devido à brincadeira e ao reflexo da brincadeira, ao contrário da ansiedade, o psiquismo humano poderia se desenvolver de forma tão bela.

2

   O surgimento da instituição escolar várias dezenas de milhares de anos atrás, obviamente não na forma conhecida hoje, mas ainda promovendo o mesmo princípio de hoje, o princípio de bloquear a brincadeira livre de uma criança, esta instituição emblemática da civilização humana dá início à era de a crise mental da humanidade.

A epidemia de transtornos mentais com a qual lidamos hoje é o rescaldo desse evento.

3 -

Desde dezenas de milhares de anos, a humanidade não apenas estagnou na evolução da psique, mas está se tornando cada vez mais perceptível que nossa condição mental declina gradualmente.

4 -

A fraqueza mental do homem moderno, e não me refiro apenas ao homem dos séculos 20 e 21 ou apenas ao homem da era moderna, mas em geral me refiro ao homem histórico, o homem desde a própria origem da civilização humana, sua fraqueza psicológica, fraqueza cada vez mais profunda, é a fonte da tragédia de toda a história desta civilização.

5

Essa história só poderia ser trágica, pois o fundamento da civilização foi a negação da natureza mais humana do homem que é o reflexo do jogo anti-ansiedade.

De repente, a diversão se tornou um luxo reservado a poucos. O acesso a ele se tornou a medida do sucesso na vida muito antes do surgimento do dinheiro.

IX

1

A questão é por que a civilização humana histórica, desde o início, tentou dificultar o acesso à diversão e à peça. Por que transformá-lo em algo tão facilmente acessível durante milhões de anos da história da pré-civilização.

2

Estou escrevendo a "civilização humana" em termos gerais e, afinal, ao longo de todos esses milhares de anos de sua história, não é ninguém mais, mas pessoas específicas que tiveram um impacto sobre o que foi essa civilização.

A civilização como conceito entra na arena da história apenas quando as primeiras figuras históricas emergem da multidão sem nome de figuras pré-históricas. Enquanto as pessoas fossem anônimas, iguais umas às outras, ainda não havia civilização.

3 -

Assim, a civilização é uma forma de apropriação da história. E essa apropriação só poderia ser feita por quem já havia se apropriado da terra, das riquezas da terra e até de outras pessoas!

4 -

E aqui chegamos à resposta à pergunta por que a longa era do homem amante da diversão terminou e o homem da civilização, o homem civilizado chegou ...

5

Ou seja, o fator psíquico da busca de poder (fator III) acabou por superar o fator convívio, estar junto e divertir-se (fator II). São fatores animais, como já descrevi em outros trabalhos. Ao mesmo tempo, durante milhões de anos tem sido um fator de convivência e ludicidade e não o fator de consciência (fator V) ou um papel social (fator VI) que automaticamente nos protegeu da ansiedade.

X
1

Mas algo extremamente triste aconteceu há dezenas de milhares de anos. Estando já lindamente equipados com a consciência excelentemente desenvolvida, escolhemos não o que é bom na natureza animal, ou seja, nos esforçamos para estar com os outros através da diversão e da brincadeira, mas escolhemos o que é sombrio na natureza animal, ou seja, a luta pelo poder .

2

Após milhões de anos do apogeu da psique humana, depois de termos vivido quase a salvo da ansiedade, extraindo da ludicidade animal, os primeiros donos da história escolheram um caminho diferente para nós. O caminho do ódio, da agressão, das lutas pelo poder, das lutas pela fama e da glória imortal dos vencedores.

3 -

Por essas poucas idéias paranóicas, toda a humanidade pagou e continua pagando já várias dezenas de milhares de anos o preço de perder gradualmente o que havia de melhor em nós, o bem que herdamos dos tempos pré-históricos. Ou seja, Bondade e Amor. Porque Bondade e Amor, não conquistas, não guerras, não comércio, não ódio, não poder significam Humanidade.

4 -

Bem, mas ainda existe, apesar de tantos milhares de anos que se passaram, alguma vaga lembrança da Idade de Ouro da

Humanidade, uma lembrança que ecoa na mitologia milenar de todos os povos do mundo. A era pré-histórica em que todas as pessoas eram irmãos, quando todos eram felizes e brincavam todos os dias, e não havia propriedade, e todos se ajudavam a ser mais felizes e a fazer mais diversão juntos.

5

  Ecos desse mito ainda cintilam nas bandeiras e nos clichês que tentam convencer os últimos ingênuos de que o homem moderno é um ser mais nobre e valioso do que os animais. Mas a verdade sobre o homem da civilização humana é diferente.

No entanto, a Idade de Ouro da Humanidade não é um mito! E, no entanto, é verdade que durou centenas de milhares, talvez milhões de anos! Acabamos de provar isso.

***

***

***

Definição

A Psiquê é um processo de troca simbólica atual entre o sujeito da psique e seu ambiente atual (definição subjetiva).

A Psiquê é um processo de troca simbólica atual entre dois sujeitos do psiquismo (definição objetiva).

***

***

***

Lembrar!

Exórdio

Eu

1

Olhando para a vida dos animais selvagens, sempre fico surpreso com seu poder de sobrevivência. Seja nas geadas siberianas ou nos trópicos, sem falar nas zonas temperadas, todos os animais estão tão perfeitamente harmonizados com a natureza que dificilmente adoecem ao longo da vida. Eles adoecem apenas na velhice, e é isso que significa a velhice nos animais.

2

Enquanto isso, o homem como única espécie entre os mamíferos é uma espécie extremamente delicada em termos de saúde e, portanto, sofre de qualquer doença e constantemente ao longo da vida. Por quê? Pelo que? Qual é o objetivo disso?

3 -

Parece que devemos buscar a resposta a essa pergunta nas próprias origens da espécie humana. Já os descrevi extensivamente em minhas obras de até agora, no contexto da evolução da psique do homem. E acontece que a tendência do homem de adoecer está intimamente relacionada com a questão da psique humana!

4 -

Provei muitas vezes em meu trabalho a tese de que a Natureza reconhecia a mutação da ansiedade como extremamente perigosa para os animais e, portanto, para os macacos pré-humanos.

Além disso, há evidências de que a Natureza considerou a mutação da ansiedade definitivamente catastrófica. O principal motivo não foi a destruição da psique. Inesperadamente, a ansiedade revelou-se mais perigosa para o corpo do que para a psique! Resumindo, a destruição do organismo pela ansiedade é precisamente a somatose.

Uma vez que a questão remonta à psicose primária, usaremos, portanto, de agora em diante, o termo somatose primária.

5

Então, qual é exatamente o fenômeno da somatose primária?

II

1

  Pois bem, a ansiedade, sendo no sentido físico uma emissão contínua e espontânea de ondas eletromagnéticas cerebrais, através da estimulação contínua do Sistema Nervoso Central e Autônomo, atinge todo o corpo pela liberação de neurotransmissores e substâncias endócrinas no sangue.

2

Tal estimulação constante (exceto para dormir) é inevitavelmente extremamente cara em termos de energia e é isso que a Natureza não gosta no longo prazo. A energia não tem preço para a Natureza e por isso o processo de evolução significa também lutar pelo livre acesso às fontes de energia e limitar a sua perda.

3 -

Além disso, esse estímulo constante de ansiedade sem sentido de todo o organismo perturba o curso dos processos fisiológicos de todos os órgãos e sistemas do organismo, especialmente o sistema imunológico.

4 -

Portanto, a Natureza não precisou ativar nenhum mecanismo adicional para eliminar os indivíduos com a mutação da ansiedade. Eliminaram-se por aumento da morbidade, pela somatose primária.

5

Em outras palavras, a somatose primária é um processo contínuo, desencadeado pela ansiedade, o processo de perturbação das funções fisiológicas do corpo levando a uma diminuição da imunidade do organismo e consequentemente a uma doença.

III

1

Ao contrário das teses absurdas de alguns círculos psicológicos, a doença nunca foi e nunca será uma "forma de expressão e comunicação". No sentido psíquico, a doença é um fenômeno completamente absurdo e dar a ele qualquer significado psicológico é uma expressão de uma escrita de contos de fadas, tão facilmente praticada no campo não científico da chamada psicologia de até agora.

2

As doenças orgânicas humanas são a primeira consequência da ansiedade. Eles são a consequência física da ansiedade e, desde o início, deveriam eliminar os indivíduos ansiosos da corrida da evolução e da história posterior da vida na Terra.

E havia condições para que esses indivíduos realmente desaparecessem em decorrência da praga de doenças que se abateu sobre eles.

O mecanismo da somatose primária é uma armadilha sem saída: a ansiedade perturba os processos fisiológicos de todo o organismo e, como resultado, sua imunidade diminui.

3 -

É por isso que todos os outros animais dificilmente sofrem de doenças, vivendo em condições climáticas e climáticas extremas, muitas vezes com frio, fome, superaquecimento, etc. ... Os processos fisiológicos em seus corpos não são perturbados! É por isso que nem a chuva, nem o frio, nem a fome são perigosos para eles!

4 -

E o homem é tão delicado, tão frágil. Alguns minutos na chuva e o homem está doente. Alguém espirra por perto e o homem está doente ...

5

A propósito, vamos desmascarar o mito de um estilo de vida saudável tão popular nas pessoas modernas como forma de salvar sua saúde. De fato, evitar todas as ameaças à saúde humana, como ameaças biológicas, químicas e físicas, faria sentido e seria eficaz, não fosse pelo fato de o homem ter um mecanismo de somatose primária embutido nos genes.

IV

1

  O fato de estarmos vivos não é fruto de um estilo de vida saudável, pois não tem importância para a somatose.

Se sim, por que vivemos, sendo realmente condenados a desaparecer desde o início de nossa raça?

Só existe uma explicação. Há ... um milagre por trás disso!

Que milagre?

O milagre da psicose primária.

2

A psicose primária é uma ideia para tal aberração da psique da ansiedade para que esta psique pudesse sair da sobrecarga de ansiedade, antes que a evolução desenvolvesse a consciência tão forte que a consciência fosse capaz de superar a ansiedade. Mas antes da psicose primária, o fenômeno da somatose apareceu no curso da evolução como a primeira consequência da ansiedade.

3 -

Enquanto isso, somatose é a mesma aberração no funcionamento do corpo humano que a psicose é no caso da psique humana! Em ambos os casos, estamos lidando com a desrealização do sentido funcional do processo.

4 -

E assim, no caso da psicose primária, o processo psicológico se torna tão irreal, ou seja, separado da realidade que a psique se move para um nível de funcionamento superior ao real, para um nível simbólico. Nesse nível, a ansiedade é privada da nocividade catastrófica de sua dimensão física e na dimensão simbólica a ansiedade torna-se um fator que inspira uma vida simbólica criativa.

5

E quanto à somatose? Aqui, o processo fisiológico real é substituído por um processo irreal, não fisiológico, ou seja, um processo definido pela medicina como um processo de doença. Podemos, portanto, ver com razão uma analogia entre o processo irreal denominado processo de doença das funções do corpo e o processo irreal denominado psicose das funções psíquicas.

Enquanto a psicose se revela uma conquista extremamente valiosa para a espécie humana, pois abre uma nova dimensão de existência - a dimensão simbólica; a questão de saber se a somatose também faz sentido é extremamente arriscada.

Vamos ser claros. Todas as doenças humanas não passam de somatosses!

E um processo de doença de cada doença nada mais é do que uma função separada da realidade fisiológica de um determinado órgão do corpo. E mesmo no caso de uma doença exógena, a influência de um fator externo limita-se a induzir a desrealização do processo fisiológico e, portanto, ao mesmo que se trata numa doença endógena. Portanto, a analogia entre psique e somática é perfeita!

Abreviações

Bloqueador de ansiedade AB

AEA Ansiedade - Alerta Emocional

Inteligência Emocional-Ansiedade AEI

Polissimbolicidade cíclica CP

Síndrome de CS Childishness

Psicose Episódica EP

ESE Autoestima Externa

ESEx External Symbolic Exchange

Polissimbolicidade / Esquizofrenia genética de gP / S

Polissimbolicidade / Esquizofrenia induzida por iP / S

Autoestima interna do ISE

ISEx Internal Symbolic Exchange

LI Logic Intelligence

Psicose primária negativa NPP (depressão)

PSPM Paralelo Psiquê Simbólico

Programa PRNL de retorno à vida normal

PSEx Parallel Symbolic Exchange

SBM Symbolic Brain Me

SE Autoestima

SEx Symbolic Exchange

Polissimbolicidade Simultânea SP

SPM Symbolic Psyche Me

SSPM Sleep Symbolic Psyche Me

T1h Tipo 1 da Humanidade (sem auto-distância para a psicose primária)

T2h Tipo 2 da Humanidade (com auto-distância para a psicose primária)

T3h Tipo 3 da Humanidade (tipo intermediário entre T1h e T2h)

www.ingramcontent.com/pod-product-compliance
Lightning Source LLC
Chambersburg PA
CBHW070443220526
45466CB00004B/1758